# Dysautonomie Expliquée

## Des Symptômes à la Gestion

**(Choses Que Vous Devez Savoir)**

# Isabella White

# Copyright © 2024 par Isabella White.



**Clause de non-responsabilité:** *Les informations fournies dans ce livre n'ont pas été évaluées par la FDA et ne sont pas destinées à diagnostiquer, traiter, guérir ou prévenir une maladie ou un problème de santé. Le contenu est uniquement destiné à des fins informatives et éducatives. Il ne constitue pas un substitut à l'avis médical de votre médecin ou d'un autre professionnel de la santé. Veuillez consulter un professionnel de la santé qualifié pour tout problème de santé. L'auteur et l'éditeur déclinent toute responsabilité quant aux effets négatifs liés à l'application des informations fournies ici.*

# À Propos du Livre

**Dysautonomie Expliquée** fournit un guide complet pour gérer les complexités de la dysautonomie, couvrant les symptômes et les stratégies de gestion efficaces. Le livre commence par présenter la dysautonomie et expliquer sa définition et ses différents types. Il discute en détail des symptômes de cette maladie, en fournissant des descriptions et des études de cas pour une meilleure compréhension. De plus, le livre explore les causes et les facteurs de risque de la dysautonomie, révélant les déclencheurs et les facteurs génétiques connus.

Une partie importante du livre est consacrée au diagnostic de la dysautonomie, détaillant les critères, les tests et les procédures utilisés et comment interpréter les résultats. Le livre fournit également un portrait réaliste de ce que signifie vivre avec la dysautonomie, y compris des histoires personnelles et des conseils pour naviguer dans la vie sociale et professionnelle.

Le livre **La Dysautonomie Expliquée: Des Symptômes à la Gestion** fournit des conseils utiles sur la gestion et le traitement de la maladie. Il couvre les traitements actuels, les modifications du mode de vie et les stratégies d'adaptation, offrant des conseils pratiques aux patients et à leurs familles. Le livre se termine par un regard sur l'avenir de la dysautonomie, discutant des recherches en cours, des futurs traitements potentiels et fournissant des ressources et un soutien aux personnes touchées par la maladie.

Le livre d'Isabella White est une lecture incontournable pour toute personne touchée par la dysautonomie. Son expertise et son approche compatissante offrent des informations inestimables aux patients et aux professionnels de la santé qui cherchent à mieux comprendre et mieux traiter cette maladie. Ne manquez pas l'opportunité de mieux comprendre et gérer la dysautonomie avec cette feuille de route.

# A Propos de L'auteur

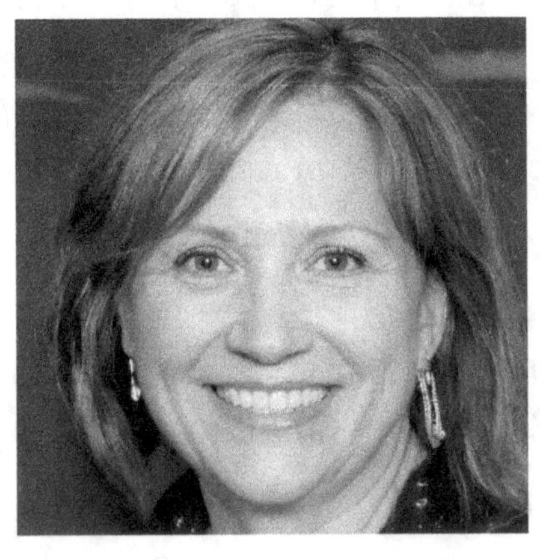

**Isabella White** apporte une profonde expertise et de la compassion pour éclairer les défis de santé à travers ses écrits. En tant que praticienne de la médecine intégrative, elle allie les connaissances médicales conventionnelles à des approches holistiques fondées sur des données probantes.

Le Dr White a obtenu son diplôme de médecine et une maîtrise en médecine traditionnelle chinoise de l'Université de Washington. Elle possède plus de 15 ans d'expérience clinique, permettant aux patients d'optimiser leur santé et leur bien-être.

En tant qu'écrivain chevronné en matière de santé, le Dr White est réputé pour distiller des concepts médicaux complexes dans un langage accessible et engageant. Elle a publié des articles sur les techniques intégratives dans des revues et des livres médicaux.

Avec plus d'une décennie immergée dans la recherche et l'éducation, le Dr White offre aux lecteurs des perspectives scientifiquement rigoureuses mais humanistes. Son expérience clinique et son appréciation du point de vue des patients font que ses écrits trouvent un écho auprès de publics divers.

Le Dr White vise à doter les lecteurs des outils nécessaires pour garantir des soins et des résultats optimaux en expliquant les sujets de santé avec sagesse, empathie et sensibilité. Elle apporte clarté, réconfort et espoir fondés sur la science et la compassion.

# Contenu

# INTRODUCTION

La dysautonomie, un terme qui n'est peut-être pas familier à beaucoup, est une maladie complexe qui affecte le système nerveux autonome (SNA). Le SNA gère les fonctions involontaires du corps, telles que la fréquence cardiaque, la tension artérielle, la digestion et la régulation de la température. Lorsque la dysautonomie survient, ces processus automatiques peuvent devenir erratiques et imprévisibles, entraînant de nombreux symptômes pouvant avoir un impact significatif sur la qualité de vie.

Imaginez que vous vous réveillez chaque jour sans savoir comment votre corps réagira aux tâches les plus simples. Pour les personnes dysautonomie, c'est une réalité quotidienne. La maladie peut se manifester sous diverses formes, allant de légères à graves, et elle ne fait aucune discrimination. Elle touche plus de 70 millions de personnes dans le monde. Elle peut être présente dès la naissance ou se développer à tout moment de la vie, souvent entre 50 et 60 ans.

Les symptômes de la dysautonomie sont aussi divers que les fonctions corporelles qu'elle perturbe. Les patients peuvent ressentir des problèmes d'équilibre, des évanouissements, en particulier en position debout, des nausées, un « brouillard cérébral », une fréquence cardiaque rapide ou lente, une taille anormale des pupilles, des changements gastro-intestinaux, de la fatigue, un dysfonctionnement sexuel, une gêne thoracique, des problèmes urinaires, un essoufflement et un sommeil. perturbations. Ces symptômes peuvent être transitoires ou persistants, légers ou débilitants, ce qui rend le diagnostic et le traitement difficiles pour les patients et les prestataires de soins de santé.

Alors que nous explorons les complexités de la dysautonomie, il est essentiel de se rappeler qu'il ne s'agit pas d'un trouble unique. L'expérience de chaque personne est unique, tout comme l'approche de prise en charge et de soins. Ce livre vise à faire la lumière sur les coins sombres de la dysautonomie, en offrant un aperçu de ses symptômes, de ses causes potentielles et des dernières recherches sur les stratégies de gestion efficaces.

## Objectif du Livre

En nous embarquant dans un voyage à travers les pages de **"La Dysautonomie Expliquée: Des Symptômes à la Gestion"** notre objectif est d'éclairer le chemin pour ceux qui sont aux prises avec cette maladie insaisissable. Ce livre n'est pas simplement un recueil de faits médicaux; c'est un phare de compréhension pour les patients qui se sentent souvent à la dérive dans la vaste mer de leurs symptômes, pour les médecins cherchant à prodiguer de meilleurs soins et pour les soignants en quête d'empathie et de soutien.

La dysautonomie est un caméléon de troubles, ses symptômes reflétant et se faisant passer pour d'autres affections, conduisant souvent à un diagnostic erroné ou à un traitement retardé. Ce livre vise à raccourcir le chemin vers un diagnostic précis et une prise en charge efficace en fournissant aux lecteurs les dernières recherches, histoires personnelles et stratégies pratiques.

Reconnaissez l'impact profond de la dysautonomie sur la vie quotidienne, affectant non seulement la santé physique mais aussi le bien-être émotionnel et social. Par conséquent, notre contenu est conçu pour toucher le cœur autant qu'il informe l'esprit. Nous explorons le côté humain de la dysautonomie, partageant des expériences réelles qui valident les luttes et les triomphes des personnes touchées.

**Dysautonomie Expliquée** est un compagnon sur le chemin le moins fréquenté, offrant des conseils, de l'espoir et une compréhension plus profonde des complexités du système nerveux autonome. Au fur et à mesure que nous tournons chaque page, nous nous rapprochons d'un monde où la dysautonomie n'est pas un diagnostic obscur mais une réalité gérable.

Chaque chapitre est organisé pour apporter clarté et confort, garantissant que personne ne parcourt ce chemin seul. Bienvenue dans un livre qui explique, fait preuve d'empathie, éduque et élève la conversation sur la dysautonomie. Bienvenue dans un nouveau chapitre du secteur des soins de santé, où la compréhension mène à l'autonomisation et où la gestion ouvre la voie à un avenir meilleur.

Alors que nous entreprenons ce voyage ensemble, n'oubliez pas que la connaissance est un pouvoir. En comprenant la dysautonomie, nous pouvons commencer à démystifier la maladie, favoriser l'empathie et donner de l'espoir aux personnes touchées.

## Chapitre 1

# QU'EST-CE QUE LA DYSAUTONOMIE?

---

## Définition et Aperçu

La dysautonomie est un terme générique qui décrit une série d'affections affectant le système nerveux autonome (SNA). Le SNA est chargé de contrôler les fonctions involontaires du corps, telles que la fréquence cardiaque, la tension artérielle, la digestion et la régulation de la température. Lorsque le SNA fonctionne mal, ces processus automatiques sont perturbés, provoquant divers symptômes qui peuvent varier en intensité et en durée.

Le SNA fonctionne largement en dessous du niveau de notre conscience, gérant silencieusement et efficacement la myriade de tâches qui maintiennent l'équilibre de notre corps. Il s'agit d'un réseau complexe qui relie l'esprit et le corps, garantissant le maintien de l'harmonie interne quelles que soient les circonstances extérieures. Cependant, lorsque la dysautonomie survient, cette harmonie est perturbée et les opérations autrefois fluides du corps deviennent une cacophonie de réactions imprévisibles.

La dysautonomie peut être congénitale, c'est-à-dire présente dès la naissance, ou acquise plus tard dans la vie, avec des symptômes apparaissant généralement entre 50 et 60 ans. Ce n'est pas rare ; elle touche plus de 70 millions de personnes dans le monde, tous groupes démographiques confondus. Malgré sa prévalence, la dysautonomie reste une pathologie difficile à diagnostiquer et à gérer en raison de son large éventail de symptômes et de sa capacité à imiter d'autres troubles.

Les symptômes de la dysautonomie sont divers et peuvent inclure des problèmes d'équilibre, des évanouissements, des nausées, un « brouillard cérébral », une fréquence cardiaque rapide ou lente, une taille anormale des pupilles, des changements gastro-intestinaux, de la fatigue, un dysfonctionnement sexuel, une gêne thoracique, des problèmes urinaires, un essoufflement et perturbations de sommeil. Ces symptômes peuvent être transitoires ou persistants, légers ou débilitants, ce qui rend le diagnostic et le traitement difficiles pour les patients et les prestataires de soins de santé.

Comprendre la dysautonomie ne consiste pas seulement à reconnaître les symptômes ; il s'agit de comprendre son impact sur la vie d'un individu. Il s'agit de faire preuve d'empathie face aux luttes quotidiennes et à l'imprévisibilité qui accompagnent cette maladie. Ce livre vise à fournir un aperçu complet de la dysautonomie, offrant un aperçu de sa définition, des différents types et des dernières recherches sur les stratégies de gestion efficaces.

## Types de Dysautonomie

La dysautonomie est une maladie complexe avec diverses manifestations, chacune avec ses défis et ses symptômes. Comprendre les types de dysautonomie est crucial pour un diagnostic et une prise en charge appropriés. Ici, nous explorerons les formes courantes de dysautonomie, donnant un aperçu de la diversité de ce trouble.

- **Hypotension orthostatique (OH):** Ce type de dysautonomie se caractérise par une hypotension artérielle en position debout, entraînant des symptômes tels que des étourdissements, des étourdissements et des évanouissements. Il s'agit d'un problème courant, en particulier chez les personnes âgées ou celles en repos prolongé au lit.

- **Syndrome de tachycardie orthostatique posturale (POTS):** Le POTS provoque une augmentation de la fréquence cardiaque et une intolérance orthostatique, symptômes qui surviennent lorsque l'on se relève d'une position allongée. Cela peut entraîner des étourdissements ou des évanouissements. On estime qu'elle touche au moins 500 000 personnes rien qu'aux États-Unis.

- **Syncope vasovagale (VVS):** Le VVS implique des épisodes d'évanouissement en réponse à certains déclencheurs, comme le stress ou la peur. Il s'agit d'une forme relativement courante de dysautonomie, avec une incidence estimée à 35 % au cours de la vie.

- **Dysautonomie familiale (FD):** La FD est une maladie génétique présente dès la naissance, affectant les fonctions corporelles telles que la respiration, la tension artérielle et la régulation de la température. Il s'agit d'une maladie rare mais qui peut avoir de graves conséquences si elle n'est pas prise en charge correctement.

- **Atrophie multisystématisée (AMS):** La MSA est une maladie neurodégénérative qui affecte plusieurs systèmes corporels, y compris le SNA. Cela peut entraîner des symptômes similaires à ceux de la maladie de Parkinson, ainsi qu'un dysfonctionnement autonome.

- **Tachycardie sinusale inappropriée (IST):** L'IST se caractérise par une fréquence cardiaque au repos anormalement rapide. En conséquence, les patients peuvent ressentir des palpitations, de la fatigue et des étourdissements.

- **Ganglionopathie autonome auto-immune (AAG):** L'AAG est une maladie auto-immune dans laquelle le système immunitaire attaque les ganglions autonomes, entraînant un dysfonctionnement autonome généralisé.

- **Échec du baroréflexe:** Cette condition implique la défaillance du baroréflexe, qui aide à réguler la pression artérielle. Les patients peuvent présenter de graves fluctuations de leur tension artérielle.

- **Neuropathie autonome diabétique:** Complication du diabète, cette forme de dysautonomie affecte les nerfs qui contrôlent les fonctions autonomes, entraînant divers symptômes tels que des problèmes gastro-intestinaux et des problèmes cardiovasculaires.

- **Syndrome d'hypoventilation centrale congénitale (ESCC):** L'ESCC est une maladie rare présente dès la naissance, dans laquelle le contrôle automatique de la respiration est altéré, en particulier pendant le sommeil.

Ce sont des exemples de types de dysautonomie. Chaque type présente son propre ensemble de symptômes et de défis, soulignant la nécessité de stratégies de soins et de gestion personnalisées. Alors que nous continuons à explorer la dysautonomie, il est important de se rappeler que même si les symptômes peuvent être invisibles, l'impact sur la vie des patients est bien réel.

## Prévalence et Démographie

La dysautonomie, un trouble qui affecte le système nerveux autonome, est plus courante qu'on ne le pense. On estime que la dysautonomie touche plus de 70 millions de personnes dans le monde, ce qui en fait un problème de santé important. Cependant, la prévalence peut varier considérablement en fonction du type spécifique de dysautonomie et de la population étudiée.

Par exemple, le syndrome de tachycardie orthostatique posturale (POTS), l'une des formes les plus courantes de dysautonomie, affecterait au moins 500 000 personnes rien qu'aux États-Unis. D'un autre côté, des pathologies telles que la dysautonomie familiale sont beaucoup plus rares, et des données démographiques spécifiques, telles que celles d'origine juive ashkénaze, sont plus fréquemment touchées.

Les données démographiques de la dysautonomie révèlent également que certaines formes de la maladie, telles que l'hypotension orthostatique (OH), sont plus répandues chez les personnes âgées. Les estimations suggèrent qu'environ 20 % des personnes de plus de 65 ans pourraient être concernées. Cela met en évidence l'importance de la sensibilisation et du dépistage des symptômes de dysautonomie chez les populations âgées.

La dysautonomie ne fait aucune discrimination selon l'âge ou le sexe; cependant, certaines études suggèrent une incidence plus élevée chez les femmes, notamment dans le cas du POTS. Les raisons de cette disparité entre les sexes ne sont pas entièrement comprises mais peuvent être liées à des différences hormonales ou à des biais de déclaration.

L'impact de la dysautonomie sur la démographie se voit également dans son association avec d'autres conditions. Par exemple, la dysautonomie peut survenir comme affection secondaire chez les patients atteints du syndrome de Guillain-Barré, où jusqu'à 38 % des patients peuvent présenter des symptômes de dysfonctionnement autonome. Cette association souligne la complexité de la dysautonomie et la nécessité de soins complets qui abordent la maladie primaire et ses effets secondaires potentiels.

Comprendre la prévalence et les caractéristiques démographiques de la dysautonomie est crucial pour les prestataires de soins de santé, les patients et les soignants. Il éclaire de meilleures pratiques de dépistage, aide à développer des traitements ciblés et favorise une compréhension plus approfondie de l'impact de la maladie sur diverses populations. Alors que nous continuons à explorer la dysautonomie, ces connaissances constituent une base pour élaborer des stratégies de gestion efficaces et améliorer la qualité de vie des personnes touchées.

# Chapitre 2

# SYMPTÔMES DE DYSAUTONOMIE

## Symptômes Courants

La dysautonomie, un trouble du système nerveux autonome, se manifeste par un éventail de symptômes pouvant affecter pratiquement n'importe quelle partie du corps. Ces symptômes varient souvent en gravité et peuvent être déclenchés par des activités apparemment bénignes comme se lever ou manger. Ici, nous discuterons des symptômes courants que peuvent ressentir les personnes atteintes de dysautonomie.

- **Intolérance orthostatique:** L'intolérance orthostatique est une caractéristique de la dysautonomie, qui comprend des étourdissements, des étourdissements ou des évanouissements en position debout. Cela se produit en raison d'un dysfonctionnement de la capacité du corps à réguler la pression artérielle et la fréquence cardiaque en réponse à des changements de posture.

- **Troubles gastro-intestinaux:** De nombreuses personnes atteintes de dysautonomie signalent des problèmes gastro-intestinaux tels que des nausées, une perte d'appétit, des ballonnements, de la diarrhée, de la constipation et des difficultés à avaler. Ces symptômes résultent de la capacité réduite du SNA à gérer les processus digestifs.

- **Irrégularités cardiovasculaires:** La dysautonomie affecte de manière significative le cœur, entraînant des symptômes tels qu'une fréquence cardiaque rapide (tachycardie), une fréquence cardiaque lente (bradycardie), des palpitations et des douleurs thoraciques. Ces symptômes peuvent être particulièrement pénibles et incitent souvent les individus à consulter un médecin.

- **Dysfonctionnement de la température:** Les individus peuvent ressentir des fluctuations de la température corporelle, une transpiration excessive ou une incapacité à transpirer. Ces symptômes reflètent le rôle du SNA dans la thermorégulation et son dysfonctionnement dans la dysautonomie.

- **Problèmes urinaires:** La dysautonomie peut affecter la fonction vésicale, entraînant une incontinence urinaire ou des difficultés à vider la vessie. Pour certains, cela peut être l'un des symptômes les plus limitants socialement.

- **Dysfonction sexuelle:** Les hommes et les femmes atteints de dysautonomie peuvent souffrir de dysfonctionnement sexuel, qui peut inclure des difficultés d'excitation, de maintien des érections ou d'éjaculation. Ces problèmes découlent du contrôle qu'exerce l'ANS sur les réponses sexuelles.

- **Perturbations de sommeil:** La difficulté à s'endormir, à rester endormi ou à se sentir reposé après le sommeil sont des plaintes courantes chez les personnes souffrant de dysautonomie. Les troubles du sommeil peuvent exacerber d'autres symptômes et avoir un impact sur la qualité de vie globale.

- **Déficience cognitive:** Souvent appelé « brouillard cérébral », les troubles cognitifs liés à la dysautonomie peuvent inclure des oublis, des difficultés de concentration et des difficultés de concentration. Ce symptôme peut affecter les aspects personnels, éducatifs et professionnels de la vie.

- **Intolérance à l'exercice:** De nombreuses personnes signalent une intolérance à l'exercice, qui peut se manifester par une fatigue extrême, une aggravation des symptômes ou une incapacité à effectuer des activités physiques de routine.

- **Problèmes de vue:** Une vision floue ou des difficultés de concentration peuvent survenir en raison du rôle du SNA dans le contrôle des muscles qui focalisent les yeux et régulent la taille de la pupille.

Ces symptômes peuvent être intermittents ou constants, et leur imprévisibilité peut être une source de stress important pour les personnes touchées. Il est important de noter que toutes les personnes atteintes de dysautonomie ne ressentiront pas tous les symptômes et que leur gravité peut varier considérablement d'une personne à l'autre.

## Variations des Symptômes Selon le Type

Chaque type de dysautonomie présente un ensemble unique de symptômes, reflétant les diverses manières dont le système nerveux autonome (SNA) peut mal fonctionner. Comprendre ces variations est essentiel pour adapter les stratégies de gestion à chaque condition. Explorons comment les symptômes peuvent différer selon les différents types de dysautonomie.

- **Syndrome de tachycardie orthostatique posturale (POTS):** Le POTS est principalement connu pour provoquer une intolérance orthostatique ou une diminution du flux sanguin vers le cœur en position debout. Cela entraîne une augmentation de la fréquence cardiaque et des symptômes tels que des étourdissements ou des évanouissements.

- **Hypotension orthostatique (OH):** L'OH implique une pression artérielle basse en position debout, entraînant souvent des étourdissements ou des évanouissements. Divers facteurs, notamment la déshydratation ou des maladies chroniques comme le diabète, peuvent en être la cause.

- **Syncope vasovagale (VVS):** Le VVS déclenche des évanouissements en réponse à certains stimuli, comme le stress ou la vue de sang. Les symptômes comprennent des chutes soudaines de tension artérielle, des nausées, des étourdissements et une vision tunnel.

- **Dysautonomie familiale (FD):** La FD est une maladie génétique qui provoque des symptômes tels que des difficultés respiratoires, des problèmes de déglutition et une mauvaise régulation de la pression artérielle et de la température corporelle.

- **Atrophie multisystématisée (AMS):** La MSA entraîne des symptômes similaires à ceux de la maladie de Parkinson, ainsi qu'un dysfonctionnement autonome, tel que l'incontinence urinaire et des problèmes de tension artérielle.

- **Tachycardie sinusale inappropriée (IST):** L'IST se caractérise par une fréquence cardiaque au repos anormalement rapide, provoquant des palpitations, de la fatigue et des étourdissements.

- **Ganglionopathie autonome auto-immune (AAG):** L'AAG implique que le système immunitaire attaque les ganglions autonomes, entraînant un dysfonctionnement autonome généralisé.

- **Échec du baroréflexe:** Cette condition provoque de graves fluctuations de la pression artérielle en raison d'une défaillance du baroréflexe, un système qui aide à réguler la pression artérielle.

- **Neuropathie autonome diabétique:** En tant que complication du diabète, cela affecte les nerfs contrôlant les fonctions autonomes, entraînant des problèmes gastro-intestinaux et cardiovasculaires.

- **Syndrome d'hypoventilation centrale congénitale (ESCC):** L'ESCC affecte le contrôle automatique de la respiration, en particulier pendant le sommeil, et est présente dès la naissance.

En reconnaissant les variations des symptômes associées à chaque type de dysautonomie, les professionnels de la santé peuvent mieux diagnostiquer et gérer ces affections, offrant ainsi aux patients une approche plus personnalisée du traitement et des soins. Comprendre ces différences permet également aux patients et aux soignants de plaider en faveur d'interventions et d'un soutien appropriés.

## Études de Cas

En explorant le monde aux multiples facettes de la dysautonomie, les études de cas offrent des informations inestimables sur les expériences vécues par les personnes touchées par cette maladie. Ils offrent une fenêtre sur les défis quotidiens, le parcours de diagnostic et les stratégies de gestion qui peuvent faire la différence. Nous présentons ici une sélection d'études de cas mettant en évidence les diverses manifestations de la dysautonomie et la résilience de ceux qui naviguent dans ses complexités.

- *Étude de cas 1 :* **Dysautonomie post-COVID-19.** Un marathonien de 27 ans a contracté une légère infection au COVID-19. Cinq semaines plus tard, elle a commencé à développer une faiblesse, une fatigue post-effort sévère, un ralentissement de la cognition, des maux de tête, une vision floue et des courbatures généralisées. Elle a également signalé des palpitations, en particulier lorsqu'elle se levait d'une position assise ou couchée. Malgré un bilan de laboratoire banal, ses symptômes persistaient, impactant considérablement sa vie quotidienne. Au fil du temps, avec une consommation accrue de liquide et de sodium, des bas de contention et un programme d'exercices progressifs, ses symptômes se sont lentement améliorés.

- *Étude de cas 2 :* **Dysautonomie dans le diabète de type I.** Un patient atteint d'un diabète de type I mal contrôlé a développé une dysautonomie sévère suite à une infection au COVID-19. L'individu présentait des symptômes compatibles à la fois avec le syndrome de tachycardie orthostatique posturale (POTS) et avec l'hypotension orthostatique, compliquant son état préexistant et nécessitant une approche nuancée de la prise en charge.

- *Étude de cas 3 :* **Dysfonctionnement autonome dû à l'exposition à des moisissures toxiques.** Une femelle adulte a présenté un dysfonctionnement autonome après une exposition à des moisissures toxiques. Ses principales plaintes incluaient une fatigue extrême, une tachycardie, une pré-syncope, des étourdissements, de l'anxiété et une faiblesse des jambes. Ce cas souligne la possibilité que des facteurs environnementaux déclenchent ou exacerbent les symptômes de la dysautonomie.

Ces études de cas témoignent de la complexité de la dysautonomie et de l'importance des soins personnalisés. Ils nous rappellent que derrière chaque cas se cache un individu avec des espoirs, des peurs et le désir de mener une vie non définie par sa condition.

## Chapitre 3

# CAUSES ET FACTEURS DE RISQUE

## Causes Connues

La dysautonomie englobe un groupe de conditions médicales résultant d'un dysfonctionnement du système nerveux autonome (SNA). Le SNA contrôle les fonctions involontaires du corps, telles que la fréquence cardiaque, la tension artérielle et la digestion. Lorsqu'il ne fonctionne pas correctement, cela peut entraîner une dysautonomie. Les causes de la dysautonomie sont variées et peuvent être complexes. Ici, nous explorerons certaines des causes connues de cette maladie.

- **Facteurs génétiques:** Certains types de dysautonomie, comme la dysautonomie familiale (FD), sont génétiques et peuvent être présents dès la naissance. La FD affecte principalement les personnes d'origine juive ashkénaze et implique des symptômes tels qu'une insensibilité à la douleur, une température corporelle instable et des problèmes digestifs, respiratoires et visuels.

- **Maladies neurologiques dégénératives:** La dysautonomie peut également survenir à la suite de maladies neurologiques dégénératives telles que l'atrophie multisystématisée (AMS) et la maladie de Parkinson, où les parties du système nerveux qui contrôlent le SNA se détériorent progressivement.

- **Maladies auto-immunes:** Des conditions telles que la ganglionopathie autonome auto-immune (AAG) impliquent que le système immunitaire attaque par erreur des parties du SNA, entraînant un dysfonctionnement autonome généralisé.

- **Diabète:** Le diabète à long terme peut conduire à une neuropathie autonome diabétique, dans laquelle un taux élevé de sucre dans le sang endommage les nerfs qui gèrent les fonctions autonomes.

- **Infections:** Certaines infections virales peuvent déclencher une dysautonomie en endommageant le SNA. Par exemple, il y a eu des cas de dysautonomie post-virale suite à des infections comme la COVID-191.

- **Exposition toxique:** L'exposition à certaines toxines, notamment l'alcool et les drogues, peut endommager le SNA et entraîner des symptômes de dysautonomie.

- **Traumatisme:** Les traumatismes physiques, notamment à la tête ou à la colonne vertébrale, peuvent perturber le fonctionnement du SNA et conduire à une dysautonomie.

- **Autres problèmes de santé:** Une accumulation anormale de protéines dans les tissus et les organes, comme on l'observe dans l'amylose, peut provoquer une dysautonomie en affectant le SNA.

Comprendre les causes de la dysautonomie est crucial pour son diagnostic et sa prise en charge. Il aide les prestataires de soins de santé à identifier les facteurs de risque potentiels et à élaborer des plans de traitement adaptés aux besoins spécifiques de chaque individu. À mesure que la recherche se poursuit, nos connaissances sur ces causes s'élargiront, offrant l'espoir d'interventions plus efficaces et d'une qualité de vie améliorée pour les personnes touchées par la dysautonomie.

## Facteurs Génétiques

Les facteurs génétiques jouent un rôle central dans les causes et les facteurs de risque de la dysautonomie, en particulier dans certaines conditions. La génétique peut déterminer la susceptibilité d'un individu à développer une dysautonomie ; la compréhension de ces facteurs est cruciale pour le diagnostic et la prise en charge.

- **Dysautonomie familiale (FD):** L'une des formes génétiques de dysautonomie les mieux documentées est la dysautonomie familiale, également connue sous le nom de syndrome de Riley-Day ou HSAN de type III. Cette maladie génétique rare touche principalement les personnes d'origine juive ashkénaze. Elle est causée par des mutations du gène ELP1, qui fournit des instructions pour fabriquer une protéine essentielle au développement et à la survie des cellules nerveuses, en particulier celles des systèmes autonome et sensoriel. Les personnes atteintes de FD présentent généralement des symptômes dès la petite enfance, notamment un faible tonus musculaire, des difficultés d'alimentation et un manque de larmes. À mesure qu'ils vieillissent, ils peuvent présenter des symptômes plus graves, tels qu'un mauvais équilibre, des épisodes d'hypertension artérielle et une insuffisance rénale.

- **Neuropathies sensorielles et autonomes héréditaires (HSAN):** En plus de la FD, plusieurs autres types de neuropathies sensorielles et autonomes héréditaires (HSAN) peuvent être héréditaires. Ces conditions sont liées à des mutations génétiques spécifiques et peuvent entraîner divers symptômes de dysfonctionnement autonome.

- **Prédisposition génétique:** Bien que la dysautonomie ne soit pas toujours considérée comme une maladie génétique, une prédisposition génétique peut néanmoins être un facteur. Par exemple, les personnes ayant des antécédents familiaux de maladies auto-immunes ou d'autres formes de dysautonomie peuvent avoir un risque plus élevé de développer des maladies telles que la ganglionopathie autonome auto-immune (AAG).

- **Recherche et tests génétiques:** Les recherches en cours continuent de découvrir les fondements génétiques de la dysautonomie. Les tests génétiques peuvent être un outil précieux pour diagnostiquer les formes héréditaires de dysautonomie, orienter les décisions de traitement et fournir des informations pour la planification familiale.

Comprendre les facteurs génétiques impliqués dans la dysautonomie facilite non seulement l'approche clinique de la maladie, mais aide également les patients et leurs familles à comprendre les aspects héréditaires de leur diagnostic. Ces connaissances leur permettent de prendre des décisions éclairées concernant leur santé et de gérer leur état.

## Déclencheurs Environnementaux

Les déclencheurs environnementaux constituent une partie importante du réseau complexe de facteurs contribuant à la dysautonomie. Ces déclencheurs peuvent exacerber les symptômes ou, dans certains cas, même être impliqués dans l'apparition d'une dysautonomie. Comprendre ces déclencheurs est essentiel pour gérer la maladie et améliorer les résultats pour les patients.

- **Stresser:** Le stress est un déclencheur bien connu qui peut provoquer ou aggraver les symptômes de la dysautonomie. La réponse du corps au stress implique le système nerveux autonome. Chez les personnes souffrant de dysautonomie, cette réponse peut être exagérée ou inappropriée.
- **Consommation d'alcool:** L'alcool peut affecter le système nerveux autonome en

modifiant la tension artérielle et la fréquence cardiaque, déclenchant potentiellement des symptômes chez les personnes souffrant de dysautonomie.

- **Déshydratation:** Une bonne hydratation est cruciale pour le fonctionnement du SNA. La déshydratation peut entraîner une hypotension artérielle et une tachycardie, problèmes courants en cas de dysautonomie.

- **Environnements chauds:** La chaleur peut provoquer une vasodilatation et entraîner une baisse de la tension artérielle, ce qui peut être particulièrement difficile pour les personnes souffrant de dysautonomie, car leur corps peut avoir du mal à compenser ces changements.

- **Vêtements serrés:** Le port de vêtements serrés, en particulier autour de la taille, peut interférer avec la circulation sanguine et potentiellement déclencher des symptômes chez certaines personnes souffrant de dysautonomie.

- **Consommation de drogues à des fins non médicales:** La consommation de médicaments, en particulier ceux qui dépriment le système nerveux, comme les benzodiazépines ou les opioïdes, peut perturber le fonctionnement normal du SNA et exacerber les symptômes de dysautonomie.

Reconnaître et éviter ces déclencheurs environnementaux peut être essentiel pour gérer la dysautonomie. Les patients peuvent bénéficier de modifications de leur mode de vie qui minimisent l'exposition à ces déclencheurs, réduisant ainsi la fréquence et la gravité de leurs symptômes. Les personnes atteintes de dysautonomie doivent être conscientes de leurs déclencheurs uniques et travailler avec les prestataires de soins de santé pour développer des stratégies personnalisées de gestion de leur maladie.

## Chapitre 4

# DIAGNOSTIC DE LA DYSAUTONOMIE

## Critères Diagnostiques

Le diagnostic de dysautonomie est un processus à multiples facettes qui repose sur une combinaison d'évaluation clinique, d'antécédents du patient et de tests spécialisés. En raison de la nature diversifiée de la dysautonomie, les critères diagnostiques peuvent varier considérablement entre les différentes formes de la maladie. Cependant, il existe certains points communs dans l'approche diagnostique.

- **Évaluation clinique.** La pierre angulaire du diagnostic de la dysautonomie est une évaluation clinique approfondie. Cela implique un examen détaillé des antécédents médicaux, y compris l'apparition, la durée et l'évolution des symptômes. Un examen physique évaluera les fonctions cardiovasculaires, neurologiques et autonomes.

- **Vitales orthostatiques.** Il est crucial de mesurer la tension artérielle et la fréquence cardiaque dans différentes positions (couché, assis, debout). Des modifications de ces signes vitaux peuvent indiquer une intolérance orthostatique, une caractéristique clé de nombreuses affections dysautonomiques.

- **Électrocardiogramme (ECG).** Un ECG au repos à 12 dérivations est souvent réalisé pour exclure les anomalies de conduction cardiaque qui pourraient contribuer à des symptômes tels que la tachycardie ou la bradycardie.

- **Test de table inclinable.** Le test de table inclinable tête haute (HUTT) est un outil de diagnostic utilisé pour évaluer la façon dont la fréquence cardiaque et la pression artérielle réagissent aux changements de position. Il est particulièrement utile pour diagnostiquer le syndrome de tachycardie orthostatique posturale (POTS) et l'hypotension orthostatique (OH).

- **Tests de fonction autonome.** Ces tests évaluent le fonctionnement du SNA en surveillant les réponses à divers stimuli, tels que la respiration profonde, la manœuvre de Valsalva et les changements de température.

- **Exclusion d'autres conditions.** Il est essentiel d'exclure d'autres affections susceptibles de provoquer des symptômes similaires, telles que les maladies cardiaques, la déshydratation, les troubles endocriniens et les troubles neurologiques.

- **Critères de diagnostic pour des formes spécifiques.** Par exemple, le POTS est diagnostiqué sur la base d'une augmentation soutenue de la fréquence cardiaque d'au moins 30 battements par minute dans les 10 minutes suivant la position debout, sans baisse significative de la tension artérielle et sur la présence de symptômes pendant au moins 3 mois. L'OH est définie comme une baisse de la tension artérielle avec un changement de position sans augmentation compensatoire de la fréquence cardiaque.

Le parcours diagnostique de la dysautonomie peut être complexe et nécessite une approche multidisciplinaire. En adhérant à ces critères et en utilisant une gamme d'outils de diagnostic, les prestataires de soins de santé peuvent parvenir à un diagnostic précis et adapter les plans de traitement pour gérer efficacement la maladie.

## Tests et Procédures

Le diagnostic de dysautonomie est une étape cruciale dans la gestion efficace de la maladie. Il s'agit d'une série de tests et de procédures visant à évaluer le fonctionnement du système nerveux autonome et à identifier d'éventuels dysfonctionnements. Voici les principaux tests et procédures utilisés dans le diagnostic de la dysautonomie :

- **Mesure orthostatique de la pression artérielle.** Ce test simple mesure la tension artérielle et le pouls dans différentes positions (à plat, assis et debout) pour évaluer la réponse cardiovasculaire du corps aux changements de posture.

- **Électrocardiogramme (ECG).** Un ECG enregistre l'activité électrique du cœur et peut aider à détecter les irrégularités liées à la dysautonomie.

- **Test de table inclinable.** Au cours de ce test, le patient est fixé sur une table qui l'incline de la position couchée à la position debout pour surveiller la façon dont sa tension artérielle et sa fréquence cardiaque réagissent au stress de la gravité.

- **Tests de fonction autonome.** Ceux-ci comprennent une variété de tests, tels que la manœuvre de Valsalva, des tests de respiration profonde et le test de pression au froid, qui évaluent différents aspects de la fonction autonome.

- **Surveillance ambulatoire de la pression artérielle.** Ce test consiste à porter un brassard de tensiomètre pendant 24 heures pour surveiller en continu les changements de tension artérielle tout au long de la journée et de la nuit.

- **Test de vidange gastrique.** Pour les patients présentant des symptômes gastro-intestinaux, ce test mesure la rapidité avec laquelle les aliments se déplacent dans l'estomac.

- **Tests de sueur.** Ces tests évaluent le fonctionnement des glandes sudoripares, qui sont contrôlées par le système nerveux autonome.

- **Spirométrie.** La spirométrie mesure la fonction pulmonaire et peut aider à évaluer l'impact de la dysautonomie sur le contrôle respiratoire.

- **Analyse de sang.** Les analyses de sang peuvent aider à exclure d'autres affections provoquant des symptômes similaires à la dysautonomie.

- **Analyse d'urine.** Ce test permet de détecter des anomalies du métabolisme de l'organisme liées à une dysautonomie.

- **Ultrason.** L'imagerie échographique peut être utilisée pour examiner la structure et la fonction des organes internes, y compris ceux affectés par un dysfonctionnement autonome.

Ces tests et procédures sont souvent combinés pour fournir une évaluation complète du système nerveux autonome. Les résultats peuvent aider les prestataires de soins de santé à élaborer un plan de traitement efficace adapté aux besoins et aux symptômes spécifiques de l'individu.

Les patients doivent suivre toutes les instructions spécifiques fournies par leurs prestataires de soins de santé avant de subir ces tests afin de garantir des résultats précis.

## Interprétation des Résultats

L'interprétation des résultats diagnostiques de la dysautonomie est un processus nuancé qui nécessite une compréhension globale du système nerveux autonome et de ses troubles.

Compte tenu de la variabilité des symptômes et de leur chevauchement avec d'autres affections, les prestataires de soins de santé doivent analyser soigneusement les résultats des tests pour parvenir à un diagnostic précis.

- **Mesures orthostatiques.** Les modifications de la fréquence cardiaque et de la pression artérielle en position debout sont des indicateurs clés de la dysautonomie. Par exemple, une augmentation de la fréquence cardiaque de plus de 30 battements par minute ou une baisse de la tension artérielle de plus de 20/10 mmHg suggèrent une intolérance orthostatique.

- **Test de table inclinable.** Un test positif sur table inclinable, qui peut montrer une augmentation spectaculaire de la fréquence cardiaque ou une baisse significative de la pression artérielle lors de l'inclinaison, peut confirmer des conditions telles que le POTS ou l'hypotension orthostatique.

- **Tests de fonction autonome.** Ces tests mesurent la réponse du corps à divers stimuli. Des résultats anormaux peuvent indiquer une dysautonomie, mais ils doivent être interprétés dans le contexte des symptômes et des antécédents médicaux du patient.

- **Analyses de sang et d'urine.** Bien que ces tests ne diagnostiquent pas directement la dysautonomie, des résultats anormaux peuvent indiquer des conditions sous-jacentes pouvant contribuer à un dysfonctionnement autonome.

- **Électrocardiogramme (ECG).** Un ECG peut révéler des arythmies cardiaques ou des problèmes de conduction pouvant être liés à une dysautonomie ou exclure d'autres causes cardiaques des symptômes du patient.

- **Tests supplémentaires.** En fonction des symptômes, des tests supplémentaires, tels que des études de vidange gastrique ou des tests de transpiration, peuvent être effectués pour évaluer des aspects spécifiques de la fonction autonome.

L'interprétation des résultats de ces tests nécessite une corrélation minutieuse avec la présentation clinique du patient. Une approche multidisciplinaire, impliquant souvent des neurologues, des cardiologues et d'autres spécialistes, est essentielle pour une évaluation complète.

L'objectif est de reconstituer le puzzle complexe de la dysautonomie, en garantissant que les patients reçoivent un diagnostic précis et un plan de prise en charge approprié adapté à leurs besoins.

## Chapitre 5

# VIVRE AVEC LA DYSAUTONOMIE

## Vie Quotidienne et Adaptations

Vivre avec la dysautonomie signifie naviguer dans un monde qui n'est pas conçu pour l'imprévisibilité de ses symptômes. Il s'agit de retrouver l'équilibre dans un corps qui a perdu son équilibre. Pour les personnes atteintes de dysautonomie, la vie quotidienne implique une série d'adaptations qui aident à gérer les symptômes et à maintenir autant de normalité que possible.

- **Créer un environnement favorable.** Un environnement favorable est crucial. Cela peut impliquer des ajustements à la maison, comme l'installation de barres d'appui dans la salle de bain pour éviter les chutes lors d'étourdissements ou l'utilisation de chaises orthostatiques qui facilitent la transition de la position assise à la position debout.

- **Gestion de l'alimentation et de l'hydratation.** L'alimentation et l'hydratation sont importantes dans la gestion des symptômes. De petits repas fréquents peuvent aider à prévenir les troubles gastro-intestinaux. En outre, une consommation accrue de sel et une hydratation adéquate peuvent améliorer le volume sanguin et réduire l'intolérance orthostatique.

- **Stimulation et gestion de l'énergie.** Apprendre à prendre son rythme est essentiel. Cela signifie reconnaître les limites du corps et planifier des activités pour éviter le surmenage. Cela implique également de se reposer avant que la fatigue ne s'installe et d'utiliser des techniques d'économie d'énergie tout au long de la journée.

- **Adaptations des exercices.** Même si l'exercice peut être difficile, il est important pour maintenir la santé cardiovasculaire. Beaucoup trouvent que les activités à faible impact comme la natation ou le vélo couché sont plus tolérables. Certains peuvent également bénéficier d'une thérapie physique adaptée à leurs besoins.

- **Gestion des médicaments.** De nombreuses personnes atteintes de dysautonomie dépendent de médicaments pour gérer leurs symptômes. Cela nécessite un timing et une surveillance minutieux pour garantir le soulagement le plus efficace avec un minimum d'effets secondaires.

- **Mécanismes d'adaptation.** Des mécanismes d'adaptation tels que la pleine conscience, la méditation et les exercices de respiration profonde peuvent aider à gérer le stress qui accompagne souvent les maladies chroniques. Ces pratiques peuvent également contribuer au contrôle des symptômes, en particulier chez les personnes présentant des symptômes de dysautonomie liés à l'anxiété.

- **Vêtements et accessoires adaptés.** Les vêtements de compression peuvent aider à améliorer la circulation sanguine et à réduire les symptômes tels que les étourdissements. De même, le port de couches peut aider à réguler la température corporelle chez les personnes présentant une dérégulation thermique.

- **Naviguer dans les interactions sociales.** Les interactions sociales peuvent être difficiles, surtout lorsque les symptômes sont invisibles pour les autres. Une communication ouverte avec les amis, la famille et les collègues au sujet de l'état de santé et des limites d'une personne peut favoriser la compréhension et le soutien.

- **Utiliser des appareils fonctionnels.** Pour certains, des appareils fonctionnels comme des fauteuils roulants ou des scooters de mobilité deviennent nécessaires pour parcourir de plus longues distances ou les jours où les symptômes sont particulièrement graves.

- **Éduquer les autres.** Éduquer les autres sur la dysautonomie est un processus continu. Cela implique de se défendre dans les milieux médicaux, sur les lieux de travail et dans les cercles sociaux pour garantir que des aménagements sont faits si nécessaire.

Vivre avec la dysautonomie nécessite résilience et adaptabilité. C'est un voyage de découverte de soi, d'apprentissage à écouter son corps et de faire les ajustements nécessaires pour mener une vie épanouissante malgré les défis. Grâce à ces adaptations, les personnes atteintes de dysautonomie peuvent trouver des moyens de s'épanouir et de poursuivre leurs objectifs, une étape à la fois.

## Naviguer Dans la vie Sociale et Professionnelle

Vivre avec la dysautonomie implique non seulement de gérer une myriade de symptômes, mais également de naviguer dans les complexités de la vie sociale et professionnelle. Cela peut être l'un des aspects les plus difficiles de la maladie pour beaucoup, car cela nécessite une adaptation et une communication constantes.

- **Vie sociale.** Les interactions sociales nécessitent souvent de l'énergie et de l'endurance, ce qui peut être rare pour les personnes souffrant de dysautonomie. Il est important de fixer des limites et d'être honnête avec vos amis et votre famille sur ce que vous pouvez et ne pouvez pas faire. Planifier des rassemblements sociaux en se reposant à l'avance et en garantissant un endroit pour s'asseoir ou s'allonger peut rendre ces événements plus faciles à gérer.

- **Vie professionnelle.** Les défis sur le lieu de travail sont courants chez les personnes souffrant de dysautonomie. Des symptômes tels que le brouillard cérébral, la fatigue et l'intolérance orthostatique peuvent avoir un impact sur les performances et l'assiduité. Il est essentiel de comprendre vos droits et les aménagements disponibles, tels que des horaires de travail flexibles, des options de télétravail et un équipement de bureau ergonomique. Une communication ouverte avec les employeurs au sujet de votre condition et de vos besoins peut conduire à un environnement de travail plus favorable.

- **Plaidoyer et éducation.** Éduquer votre entourage à la dysautonomie est un processus continu. Défendre vos intérêts et ceux des autres personnes atteintes de la maladie peut contribuer à favoriser la compréhension et à créer un environnement plus inclusif dans les milieux sociaux et professionnels.

- **Construire un réseau de soutien.** Avoir un solide réseau de soutien est inestimable. Se connecter avec d'autres personnes atteintes de dysautonomie via des groupes de soutien ou des communautés en ligne peut apporter du réconfort et des conseils pratiques pour relever les défis sociaux et professionnels.

- **Soins auto-administrés.** Donner la priorité aux soins personnels est essentiel. Cela implique de gérer le stress, de maintenir une alimentation saine, de rester hydraté et de se reposer suffisamment. Les pratiques de soins personnels peuvent améliorer les symptômes et fournir l'énergie nécessaire pour participer à des activités sociales et professionnelles.

Naviguer dans la vie sociale et professionnelle avec la dysautonomie est un équilibre délicat. Cela nécessite de comprendre vos limites, de communiquer vos besoins et de préconiser des aménagements pour vous aider à maintenir une vie active et épanouissante malgré les défis des conditions.

## Histoires Personnelles

Le voyage à travers la dysautonomie est profondément personnel et unique à chaque individu. Les histoires personnelles offrent une fenêtre sur ceux qui vivent quotidiennement dans cette condition, apportant perspicacité, empathie et compréhension. Voici quelques récits qui capturent l'essence de la vie avec la dysautonomie :

- **L'expérience de Susan:** "Cela ressemble à des montagnes russes auxquelles on ne peut jamais échapper. Être jugé par le monde pour avoir l'air normal alors qu'à l'intérieur, vous l'êtes tout sauf." Les paroles de Susan trouvent un écho auprès de nombreuses personnes vivant avec des maladies invisibles. L'apparence extérieure de la normalité dément la lutte interne avec des symptômes qui fluctuent de manière imprévisible.

- **Le combat de Beth:** Beth partage: "Ce n'est pas 'Vous n'êtes pas obligé de travailler !', mais plutôt 'Je ne peux plus me sentir productive.'" Ce sentiment met en évidence la frustration et la perte d'identité qui peuvent accompagner l'incapacité de s'engager. dans un travail ou des activités qui apportaient autrefois un épanouissement.

- **L'analogie d'Ariel:** "Vivre avec la dysautonomie, c'est comme courir à toute vitesse sur un tapis roulant tout en restant immobile avec des poids en plomb attachés autour des chevilles." Ariel capture l'épuisement et les efforts nécessaires pour maintenir la stabilité face aux défis de la dysautonomie.

- **La bataille d'Arianna:** "On a l'impression d'être coincé dans un corps inconnu qui pique toujours une crise de colère. Vous ne pouvez pas contrôler ce que fait votre corps. Vous essayez de l'apprivoiser, mais certains jours, vous êtes tout simplement trop fatigué pour vous battre et céder. D'autres jours, vous êtes déterminé à lui montrer qui est le patron." La description d'Arianna illustre la bataille quotidienne pour le contrôle et les différents degrés de réussite dans la gestion des symptômes.

- **La peur d'Alexandra:** "Rester debout, c'est une chance 50/50 de savoir si tout deviendra noir pendant quelques secondes. Chaque fois, je le jure, chaque fois que j'ai un moment de peur, ma vision ne reviendra jamais!" Alexandra exprime la peur et l'incertitude qui peuvent accompagner des actions simples comme se lever, qui, pour de nombreuses personnes souffrant de dysautonomie, peuvent conduire à une pré-syncope ou à une syncope.

Ces histoires, et d'innombrables autres, soulignent la diversité des expériences au sein de la communauté dysautonomie. Ils nous rappellent que derrière chaque diagnostic se cache une personne avec des espoirs, des peurs et le courage d'affronter chaque jour. En partageant ces récits, nous favorisons une meilleure compréhension de la dysautonomie et de la force qu'il faut pour vivre avec elle.

## Chapitre 6

# GESTION ET TRAITEMENT

## Traitements Actuels

La prise en charge de la dysautonomie est hautement individualisée et se concentre sur le soulagement des symptômes et l'amélioration de la qualité de vie. Bien qu'il n'existe aucun remède contre la dysautonomie, une combinaison d'ajustements du mode de vie, de médicaments et de thérapies de soutien peut aider à gérer la maladie.

- **Médicaments.** Des médicaments sont souvent prescrits pour traiter des symptômes spécifiques de la dysautonomie :
  - La fludrocortisone est utilisée pour augmenter le volume sanguin, ce qui

peut aider à réduire la tension artérielle.

- o Des bêtabloquants peuvent être prescrits pour réguler la fréquence cardiaque et réduire les palpitations.
- o La midodrine agit en resserrant les vaisseaux sanguins, aidant ainsi à maintenir une tension artérielle adéquate. Il est important de noter que certains médicaments, comme certains antidépresseurs, diurétiques et amphétamines, peuvent exacerber les symptômes et doivent être évités.

- **Modifications du mode de vie.** Des changements alimentaires, tels qu'une augmentation de la consommation de sel, peuvent contribuer à augmenter la tension artérielle et à éviter des baisses significatives en position debout. Une hydratation adéquate est également cruciale, car elle soutient le volume et la pression sanguine. Il peut être conseillé aux patients de dormir la tête surélevée pour réduire l'hypertension nocturne et l'intolérance orthostatique matinale.

- **Physiothérapie et exercice.** Un programme d'exercices soigneusement adapté peut améliorer la forme cardiovasculaire et réduire les symptômes. La physiothérapie peut également être bénéfique, en particulier pour les personnes ayant des problèmes d'équilibre ou une faiblesse musculaire.

- **Éviter les déclencheurs.** Identifier et éviter les déclencheurs de vertiges et d'autres symptômes font partie intégrante de la gestion de la dysautonomie. Cela inclut d'éviter les changements rapides de posture, la position debout prolongée et les températures extrêmes.

- **Appareils de support.** Pour certaines personnes, le port de vêtements de compression peut aider à améliorer la circulation et à réduire les symptômes comme les étourdissements.

- **Éducation du patient.** Éduquer les patients sur leur état et sur la manière de gérer les symptômes est un élément clé du traitement. Comprendre la dysautonomie permet aux patients de prendre des décisions éclairées concernant leurs soins et leur mode de vie.

L'approche thérapeutique de la dysautonomie doit être adaptée à la forme spécifique de la maladie, à sa cause et aux symptômes ressentis. La collaboration entre les patients et les prestataires de soins de santé est essentielle à l'élaboration d'un plan de prise en charge efficace. Des suivis réguliers et des ajustements du plan de traitement peuvent être nécessaires à mesure que les symptômes changent ou que de nouveaux traitements deviennent disponibles.

## Modifications du Mode de Vie

Vivre avec la dysautonomie nécessite non seulement une intervention médicale, mais également des modifications importantes du mode de vie pour gérer efficacement les symptômes. Ces changements visent à améliorer la fonction autonome et à améliorer la qualité de vie. Voici quelques-unes des modifications de style de vie les plus recommandées pour les personnes souffrant de dysautonomie :

- **Hydratation et apport en sel.** Il est souvent conseillé d'augmenter la consommation de liquide et de sel pour augmenter le volume sanguin, ce qui peut être particulièrement bénéfique pour les personnes souffrant d'accumulation de sang, d'hypovolémie ou d'hypotension. Pour beaucoup, un apport quotidien de liquide d'environ deux litres et de trois à cinq grammes de sel est recommandé.

- **Nutrition.** Manger plusieurs petits repas tout au long de la journée au lieu de deux ou trois gros repas peut aider à empêcher le sang de s'accumuler dans l'abdomen après avoir mangé, ce qui peut exacerber les symptômes. Un régime pauvre en glucides simples et riche en protéines maigres peut également aider à stabiliser les symptômes.

- **Activité physique.** L'activité physique régulière est importante mais doit être adaptée aux niveaux de tolérance de chaque individu. Les exercices couchés, la natation et d'autres activités à faible impact sont souvent plus faciles à gérer. Il est également recommandé d'incorporer un entraînement en force pour améliorer le tonus musculaire et la circulation.

- **Régulation de la température.** Les personnes souffrant de dysautonomie ont souvent du mal à réguler leur température. Il est important d'éviter les températures extrêmes et de s'habiller en plusieurs couches pour s'adapter aux fluctuations de la température corporelle.

- **Dormir Hygiène.** Il est essentiel de maintenir un horaire de sommeil régulier et d'assurer une qualité de sommeil adéquate. Certaines personnes peuvent bénéficier de dormir avec la tête du lit surélevée pour réduire l'hypertension nocturne.

- **La gestion du stress.** La pratique de techniques de gestion du stress, telles que la pleine conscience, la méditation et les exercices de respiration profonde, peut aider à atténuer l'impact du stress sur la fonction autonome.

- **Vêtements de compression.** Le port de bas de contention ou de ceintures abdominales peut aider à améliorer la circulation sanguine et à réduire les symptômes tels que les étourdissements et les évanouissements.

- **Éviter les déclencheurs.** Identifier et éviter les déclencheurs personnels, tels que rester debout pendant de longues périodes, la déshydratation et certains aliments ou médicaments, est crucial pour gérer la dysautonomie.

- **Éducation et plaidoyer.** Se renseigner sur la dysautonomie et plaider en faveur des aménagements nécessaires dans divers contextes peut permettre aux individus de prendre le contrôle de leur état.

La mise en œuvre de ces modifications de style de vie peut être un processus graduel et les individus doivent travailler en étroite collaboration avec leurs prestataires de soins de santé pour déterminer les meilleures stratégies adaptées à leurs besoins spécifiques. Par essais et erreurs, les patients peuvent trouver la combinaison de changements qui les aide le mieux à gérer leurs symptômes et à maintenir une vie active et épanouissante.

## Les Stratégies D'adaptation

Faire face à la dysautonomie implique une combinaison de traitements médicaux, d'ajustements du mode de vie et de mécanismes d'adaptation personnels pour gérer les symptômes et maintenir la qualité de vie. Voici quelques stratégies que les personnes atteintes de dysautonomie ont trouvées utiles :

- **Vêtements de compression.** Le port de bas ou de manches de contention peut aider à améliorer la circulation sanguine et à réduire les symptômes tels que les étourdissements et les évanouissements.
- **Surélever la tête du lit.** Surélever la tête du lit peut diminuer l'hypertension nocturne et l'intolérance orthostatique matinale,

améliorer la qualité du sommeil et réduire les symptômes matinaux.

- **Exercice régulier sous surveillance médicale.** Pratiquer régulièrement des exercices à faible impact, comme la natation ou le vélo couché, peut améliorer la santé cardiovasculaire et réduire les symptômes. Il est important de consulter un professionnel de la santé pour adapter un programme d'exercices à vos besoins.

- **Régime riche en sel.** L'augmentation de la consommation de sel peut contribuer à augmenter la tension artérielle, ce qui profite aux personnes souffrant d'hypotension. Cela doit être fait sous surveillance médicale pour garantir que cela est sans danger pour votre santé.

- **Hydratation adéquate.** Boire beaucoup d'eau est essentiel pour maintenir le volume sanguin et prévenir la déshydratation, qui peut exacerber les symptômes de la dysautonomie.

- **Classeurs abdominaux.** L'utilisation de bandes abdominales peut fournir un soutien supplémentaire aux muscles abdominaux et améliorer la circulation sanguine, aidant ainsi à gérer les symptômes de l'intolérance orthostatique.

- **Repas fréquents et plus petits.** Manger des repas plus petits et plus fréquents peut empêcher l'accumulation de sang dans l'abdomen après avoir mangé, ce qui peut déclencher des symptômes.

- **Éviter la chaleur ou la vapeur.** Il est important de rester au frais, car la chaleur peut exacerber les symptômes. Il est conseillé d'éviter les douches chaudes, les saunas et la lumière directe du soleil pendant des périodes prolongées.

- **Pleine conscience et gestion du stress.** Des pratiques telles que la méditation, les exercices de respiration profonde et le yoga peuvent aider à gérer le stress émotionnel et physique qui accompagne souvent les maladies chroniques.

- **Conseils nutritionnels.** Consulter un nutritionniste peut vous aider à répondre à vos préoccupations alimentaires et à garantir

que vous obtenez les nutriments nécessaires
au maintien de votre santé physique.

- **Points de vente créatifs.** S'engager dans
l'art ou la musicothérapie peut apporter un
soulagement émotionnel et un sentiment
d'accomplissement, essentiels au bien-être
général.

- **Humour et rire.** Trouver de la joie dans
l'humour et le rire peut être un puissant
mécanisme d'adaptation, offrant une évasion
temporaire des défis liés à la dysautonomie.

- **Aide sociale.** Le maintien d'un solide réseau
de soutien, comprenant des amis, de la
famille et des groupes de soutien, peut fournir
un soutien émotionnel et des conseils
pratiques pour gérer la vie quotidienne avec la
dysautonomie.

Ces stratégies d'adaptation peuvent être
personnalisées pour s'adapter aux symptômes et au
mode de vie de chaque individu. Il est important de
travailler en étroite collaboration avec les
prestataires de soins de santé pour élaborer un plan
de prise en charge complet incluant ces mécanismes

d'adaptation. N'oubliez pas que ce qui fonctionne pour une personne peut ne pas fonctionner pour une autre. Il s'agit donc de trouver la bonne combinaison de stratégies qui fonctionnent pour vous.

## Chapitre 7

# L'AVENIR DE LA DYSAUTONOMIE

### Recherche en Cours

L'avenir de la recherche sur la dysautonomie est prometteur, avec de nombreuses études en cours visant à élucider les complexités de cette maladie et à améliorer les résultats pour les patients. Ici, nous explorerons les orientations de recherche actuelles et leurs implications potentielles pour les personnes souffrant de dysautonomie.

- **Recherche génétique.** Les progrès de la recherche génétique fournissent de nouvelles informations sur des conditions telles que la dysautonomie familiale (FD). Les scientifiques explorent des stratégies thérapeutiques pour corriger l'épissage ELP1 dans FD, ce qui pourrait conduire à des avancées significatives dans le traitement.

- **Fonction autonome.** Les chercheurs examinent la relation entre la fonction autonome et d'autres processus physiologiques. Par exemple, des études sur la neurodégénérescence, le microbiome intestinal et les troubles métaboliques mettent en lumière la manière dont ces facteurs peuvent influencer la dysautonomie.

- **Essais cliniques.** Les essais cliniques testent de nouveaux traitements, tels que les oligonucléotides antisens, qui peuvent potentiellement traiter la FD au niveau génétique. De plus, les essais recherchent de meilleurs moyens de gérer les crises autonomes à domicile, ce qui pourrait améliorer considérablement la qualité de vie des patients.

- **Innovations technologiques.** Le recours à la télésanté et aux visites virtuelles est de plus en plus répandu, offrant aux patients atteints de dysautonomie un meilleur accès à des soins spécialisés. Cette approche profite particulièrement à ceux qui ont des difficultés à voyager en raison de leurs symptômes.

- **Recherche centrée sur le patient.** L'accent est de plus en plus mis sur la recherche centrée sur le patient, notamment des enquêtes et des études axées sur l'expérience et la qualité de vie du patient. Ce type de recherche est crucial pour développer des traitements qui répondent aux défis réels auxquels sont confrontés les personnes atteintes de dysautonomie.

- **Baroréflexe et Cognition.** Certaines études étudient le lien entre la fonction baroréflexe cardiovasculaire et les processus cognitifs dans des conditions telles que le syndrome de tachycardie orthostatique posturale (POTS), ce qui pourrait conduire à des thérapies plus ciblées.

- **Essais de médicaments.** Des essais de médicaments comme la Droxidopa sont en cours pour le POTS et la syncope vasovagale, dans le but de trouver des interventions pharmacologiques plus efficaces pour la gestion des symptômes.

Les recherches en cours sur la dysautonomie sont diverses et multiformes, reflétant la complexité de la maladie elle-même. À mesure que notre compréhension de la dysautonomie s'approfondit, il y a de l'espoir de disposer de traitements plus efficaces, d'outils de diagnostic améliorés et d'une meilleure qualité de vie pour les personnes touchées. L'engagement des chercheurs, des cliniciens et des patients à faire progresser nos connaissances sur la dysautonomie témoigne des progrès qui peuvent être réalisés grâce à des efforts dévoués et à une collaboration.

## Traitements Futurs Potentiels

Le paysage du traitement de la dysautonomie évolue, avec des recherches en cours ouvrant la voie à des thérapies nouvelles et innovantes. Voici quelques futurs traitements potentiels actuellement à l'étude :

- **Thérapies génétiques.** Les chercheurs étudient des techniques de thérapie génique qui pourraient corriger les mutations génétiques à leur source dans des conditions telles que la dysautonomie familiale.

- **Agents neuroprotecteurs.** Des études étudient des médicaments qui pourraient protéger les cellules nerveuses des dommages, ralentissant potentiellement la progression des formes neurodégénératives de dysautonomie.

- **Immunothérapies.** Dans les cas où la dysautonomie est liée à des réponses auto-immunes, les immunothérapies qui modulent le système immunitaire peuvent offrir de nouvelles voies de traitement.

- **Recherche sur les cellules souches.** La thérapie par cellules souches est un domaine de recherche prometteur qui pourrait un jour être utilisé pour réparer ou remplacer les cellules nerveuses endommagées dans des conditions dysautonomiques.

- **Compléments alimentaires.** Bien qu'ils ne constituent pas un remède, des suppléments tels que l'acide alpha-lipoïque sont étudiés pour leur potentiel à améliorer le fonctionnement des nerfs autonomes.

- **Techniques corps-esprit.** Des techniques basées sur l'esprit comme la méditation et la pleine conscience sont explorées pour leur capacité à favoriser la relaxation et à gérer la réponse du corps au stress, ce qui peut être bénéfique pour les patients atteints de dysautonomie.

- **Les avancées technologiques.** La technologie portable et d'autres appareils qui surveillent les signes vitaux et fournissent des informations en temps réel peuvent aider les patients à mieux gérer leurs symptômes.

À mesure que les recherches se poursuivent, ces traitements potentiels laissent espérer une meilleure prise en charge de la dysautonomie. Même si certains de ces traitements sont encore en phase expérimentale, ils représentent l'avant-garde de ce qui pourrait devenir des soins standards à l'avenir. Les patients et les prestataires de soins de santé attendent avec impatience le jour où ces traitements passeront du domaine du possible à la pratique clinique quotidienne.

## Ressources et Soutien

Alors que nous envisageons l'avenir de la dysautonomie, les ressources et les systèmes de soutien sont cruciaux pour autonomiser les patients et leurs familles. Voici quelques ressources précieuses qui fournissent des informations, une assistance et un soutien communautaire aux personnes touchées par la dysautonomie :

- **Le projet Dysautonomie.** Cette organisation propose une multitude de ressources, notamment du matériel pédagogique, une liste de conditions coexistantes courantes et un répertoire de prestataires médicaux expérimentés dans le traitement de la dysautonomie.

- **Réseau de soutien à la dysautonomie.** Le réseau de soutien pour la dysautonomie se consacre à aider les patients à devenir informés et à se défendre eux-mêmes. Ils offrent des ressources aux patients nouvellement diagnostiqués, des conseils pour améliorer leur qualité de vie et des liens communautaires.

- **Dysautonomie internationale.** Dysautonomia International fournit des informations sur les ressources financières, l'aide au paiement des ordonnances, l'aide au logement et à la nutrition, ainsi que les bourses pour les étudiants handicapés.

- **Manuels et documents à distribuer.** Le réseau de soutien pour la dysautonomie propose des manuels sur la réussite grâce aux technologies d'assistance, la navigation dans l'éducation de la maternelle à la 12e année jusqu'à l'université et la gestion des aménagements du lieu de travail et de l'emploi en cas de dysautonomie.

- **Communautés en ligne.** Il existe de nombreux groupes Facebook privés où les personnes atteintes de dysautonomie peuvent partager leurs expériences, demander conseil et trouver le soutien de personnes qui comprennent leurs défis.

- **Autres organisations concernées.** Des organisations comme la Ehlers-Danlos Society et la Mast Cell Disease Society offrent des ressources et un soutien pour les conditions qui coexistent souvent avec la dysautonomie.

Ces ressources ne sont qu'un point de départ. À mesure que la recherche progresse et que la sensibilisation se développe, le soutien offert aux personnes atteintes de dysautonomie continuera de s'étendre. Les patients et les soignants doivent rester informés et connectés à la communauté de la dysautonomie pour obtenir les dernières informations et options de soutien.

# CONCLUSION

Dans ce livre, nous avons examiné en profondeur la dysautonomie, une condition médicale qui affecte le système nerveux autonome et présente différentes difficultés pour ceux qui en souffrent. Nous avons discuté des différents types de dysautonomie, de leur prévalence, de leurs données démographiques et de leurs symptômes allant de légers à graves. Nous avons également exploré les critères de diagnostic, les tests et les procédures permettant d'identifier et de comprendre cette maladie complexe.

Dans la gestion de la dysautonomie, nous avons souligné l'importance de plans de traitement personnalisés, qui incluent des médicaments, des modifications du mode de vie et des stratégies d'adaptation. Ces approches visent à soulager les symptômes et à améliorer la qualité de vie des personnes confrontées à cette maladie. Nous avons également examiné les recherches en cours et les futurs traitements potentiels qui laissent espérer des progrès dans la compréhension et la gestion de la dysautonomie.

Le soutien et les ressources sont essentiels pour assurer l'éducation, la communauté et la défense des patients et des soignants. Les histoires personnelles partagées dans ce livre constituent de puissants témoignages de la résilience et du courage des personnes vivant avec la dysautonomie.

En conclusion, il est important de se rappeler que même si la dysautonomie peut poser des défis importants, un ensemble croissant de connaissances et de ressources sont consacrés à l'amélioration de la vie des personnes touchées. Grâce à la recherche, au plaidoyer et au soutien continus, l'avenir des personnes atteintes de dysautonomie semble prometteur.

Le parcours pour gérer la dysautonomie est difficile; cependant, la force et la détermination inébranlables de la communauté continuent d'inspirer des progrès vers une meilleure compréhension et une meilleure gestion de cette maladie.

## Des mots D'encouragement

À tous ceux qui vivent avec la dysautonomie, votre voyage est celui d'un immense courage et d'une immense résilience. N'oubliez pas que vous n'êtes pas seul dans cette situation. Il existe une communauté et un monde de ressources pour vous soutenir. Gardez espoir alors que la recherche dévoile continuellement de nouvelles possibilités de traitement et de gestion.

Votre force est une inspiration ; chaque petit pas en avant témoigne de votre persévérance. Continuez à défendre votre santé, restez connecté et ne perdez jamais de vue les jours meilleurs à venir. Vous êtes plus fort que vous ne le pensez ; votre histoire est une histoire de triomphe et de détermination. Restez fort, gardez espoir et continuez à avancer, un jour à la fois.

# ANNEXE

---

## Glossaire des Termes

Dans le contexte de la dysautonomie et de sa prise en charge, voici un glossaire de termes qui peuvent être utiles pour comprendre la pathologie et le contenu abordé tout au long de ce livre :

**Système nerveux autonome (SNA):** Partie du système nerveux qui contrôle les fonctions corporelles involontaires, telles que la fréquence cardiaque, la tension artérielle, la digestion et la régulation de la température.

**Dysautonomie:** Groupe de conditions qui surviennent lorsque le SNA ne fonctionne pas correctement, entraînant divers symptômes et affectant plusieurs systèmes corporels.

**Intolérance orthostatique:** Condition dans laquelle le passage de la position couchée à la position debout provoque une augmentation anormalement importante de la fréquence cardiaque, une baisse de la tension artérielle, ou les deux.

**Syndrome de tachycardie orthostatique posturale (POTS):** Forme de dysautonomie caractérisée par une augmentation significative de la fréquence cardiaque en position debout.

**Hypotension orthostatique (OH):** Forme de dysautonomie dans laquelle le fait de se lever provoque une diminution significative de la tension artérielle, entraînant des symptômes tels que des étourdissements ou des évanouissements.

**Syncope vasovagale (VVS):** Une cause fréquente d'évanouissement qui survient lorsque le corps réagit de manière excessive à certains déclencheurs, tels que le stress ou la douleur.

**Dysautonomie familiale (FD):** Une forme génétique rare de dysautonomie qui affecte principalement les individus d'origine juive ashkénaze.

**Atrophie multisystématisée (AMS):** Un trouble neurodégénératif progressif qui affecte, entre autres, le SNA.

**Baroréflexe:** Un mécanisme réflexe qui aide à maintenir une pression artérielle stable en ajustant la fréquence cardiaque et la tension des vaisseaux sanguins.

**Test de table inclinable:** Une procédure de diagnostic utilisée pour évaluer la manière dont le SNA réagit aux changements de position et de gravité.

**Voies efférentes:** Nerfs qui transportent les signaux du système nerveux central vers le corps, lui ordonnant d'agir.

**Voies afférentes:** Nerfs qui transportent les informations sensorielles du corps vers le système nerveux central.

**Syncope neurocardiogène:** Forme courante d'évanouissement qui survient lorsque la fréquence cardiaque et la tension artérielle chutent soudainement, entraînant une réduction du flux sanguin vers le cerveau.

Comprendre ces termes peut aider les patients, les soignants et les prestataires de soins de santé à communiquer plus efficacement sur la maladie et sa gestion.

# Lectures Complémentaires

Pour ceux qui souhaitent approfondir le sujet de la dysautonomie, voici quelques ressources recommandées pour une lecture plus approfondie :

- **Aperçu de la dysautonomie de la Cleveland Clinic:** Cette ressource complète couvre les symptômes, les types, le traitement et bien plus encore sur la dysautonomie.

- **L'osmose est une dysautonomie:** Offre des informations détaillées sur les causes, les signes, les symptômes, le diagnostic et bien plus encore, en mettant l'accent sur la formation médicale.

- **Page sur la dysautonomie de l'American Brain Foundation:** Partage des informations sur la maladie, en mettant en lumière des histoires personnelles et l'impact de la dysautonomie sur la vie des individus.

# Les Références


1. Goldstein, DS (2013). Dysautonomie dans la maladie de Parkinson. Physiologie globale, 3(2), 805-826.

2. Mathias, CJ et Bannister, R. (éd.). (2013). Échec autonome : un manuel sur les troubles cliniques du système nerveux autonome. Presse de l'Université d'Oxford.

3. Goodman, BP (2018). Évaluation du syndrome de tachycardie posturale (POTS). Neuroscience autonome, 215, 12-19.

4. Shibao, C. et Biaggioni, I. (2010). Hypotension orthostatique et risque cardiovasculaire. Hypertension, 56(6), 1042-1044.

5. Low, PA et Singer, W. (2008). Prise en charge de l'hypotension orthostatique neurogène : une mise à jour. The Lancet Neurology, 7(5), 451-458.